重大传染病
疫情期间的
血液供应
保障

U0255066

世界卫生组织 发布　　宁理 等 译

四川科学技术出版社
·成都·

图书在版编目（CIP）数据

重大传染病疫情期间的血液供应保障/世界卫生组织发
布；宁理等译.一成都：四川科学技术出版社，2023.8
　　ISBN　978-7-5727-1058-2

　　Ⅰ.①重…　Ⅱ.①世…②宁…　Ⅲ.①输血—安全技术
Ⅳ.①R457.1

中国版本图书馆CIP数据核字（2023）第137704号

重大传染病疫情期间的血液供应保障
ZHONGDA CHUANRANBING YIQING QIJIAN DE XUEYE GONGYING BAOZHANG

发 布 者　世界卫生组织
译　　者　宁　理　等
英文审校/特约编辑　蔡　辉

出 品 人　程佳月
责任编辑　刘涌泉
责任出版　欧小春
出版发行　四川科学技术出版社
　　　　　成都市锦江区三色路238号　邮编610023
　　　　　官方微博：http://webo.com/sckjcbs
　　　　　官方微信号：sckjcbs
　　　　　传真：028-86361756
成品尺寸　185mm×260mm
　　　　　印张4.5　字数95千
印　　刷　成都汇源文化发展有限公司
版　　次　2023年8月第1版
印　　次　2023年8月第1次印刷
定　　价　28.00元
ISBN　978-7-5727-1058-2

邮购：四川省成都市锦江区三色路238号新华之星A座25层　邮政编码：610023
电话：028-86361756

前 言

　　本文献由世界卫生组织推出，旨在协助采供血机构制定全国性计划，以便就任何新发传染病对血液供应充足性或安全性的威胁作出反应。不论威胁是来自现有传染性病原体发病率的改变和传播，还是来自新确认的传染性病原体。本文献意在指导国家采供血机构如何以一种及时、可控和适当的方法对随后可能出现的任何特定传染病威胁作出反应。众所周知，不仅血液供应可能受到新发传染病威胁的影响，在那些开展器官移植的国家，细胞、组织和器官的供应也可能受到威胁。现在，采供血机构正越来越多地承担着全国性移植机构的职责，负责收集、处理、贮存和供应细胞、组织及器官。这种做法既明智又恰当，因为所有的供者选择和筛选过程都与献血者选择和筛选过程一样或非常相似。因此本文献也适用于协助那些负责细胞、组织和器官供应的机构为应对新发传染病的威胁做好准备。

　　在本文献准备过程中，世界卫生组织已尽力确保将采供血机构会要考虑的所有要素都囊括在内，为这些要素内含提供基本的理论说明与针对不同反应选项可能有效的指导。重要的是，采供血机构必须同时考虑经输血传播的传染性病原体的威胁，与可能非经输血传播或风险极低但可能造成公共卫生后果的传染性病原体的威胁。这类后果可能包括由于缺乏献血者而暂停血液供应引起的可用血液成分的减少；在对某些血液成分需求减少的同时，对血小板成分的需求更有可能保持在一个恒定的水平。人口中发病的后果可能还包括援助服务和供应链的大范围中断。虽然这两种主要威胁及其后果不同，但都对采供血机构的运行至关重要。

本文献所含的要素是采供血机构希望获得的与本地相关或其他情况下与国家相关的数据，将被用于它们自己对特定传染性威胁的风险评估。但是预测每一种对血液供应的传染性威胁的性质是不可能的，并因此希望采供血机构要仔细研究本文献中的这些要素并评估自身的情况、需求、能力、资源以及任何另外的相关特定国家的事实，以制订自己的反应计划。

如果采供血机构在任何新发威胁之前仔细研究并考虑利用这些指南，会有益于其研制一个国家计划的模板。这样一个模板应包括采供血机构打算具体回应时所需要考虑的所有关键要素，借此可以导向风险评估和随后的决策制定过程。一旦任何有关新发传染性威胁的具体数据可被获得、能被输入这个模板中，采供血机构根据尽可能多的有效证据便能作出决定。

附件中包含了将有助于采供血机构研制自身计划的附加信息和其他因素。它们包括一个可用于确定单个新发传染性病原体威胁水平的评估工具，以及有助于鉴别和评估采供血机构有关献血者和献血量减少与经输血传播感染的基本风险评估标准。了解风险等级后才有可能确定适当的反应，并且在必要时实施。

（宁理　译）

致 谢

本文献由血液和输血安全部（BTS）HQ/HIS/SDS/SCI 顾问 Alan Kitchen 起草。下列世界卫生组织工作人员和在采供血机构或输血医学界相关领域工作的个人审阅初稿，并提出了意见。

外部专家

Justina Ansah　加纳国家采供血机构主任

Lisa Barrow　密克罗尼西亚联邦卫生和社会事务部 ELC 协调员

Eka Buadromo　汤加病理学实验室顾问和负责人

Ubonwon Charoonruangrit　泰国红十字会国家血液中心主任

Nabjyoti Choudhury　南亚输血医学协会秘书长

Mariela Delgado　秘鲁卫生部

Androulla Eleftheriou　国际地中海贫血联合会总干事（TIF）

Peter Flanagan　新西兰国家采供血机构主任

Mahrukh Getshen　不丹 JDW NR 医院血库输血专家

May Raouf　阿拉伯联合酋长国迪拜政府输血中心主任

Fariba Seighali　伊朗输血组织国际事务部主任

Hua Shan　美国斯坦福医学中心输血医学服务部主任

Diana Teo　新加坡卫生服务局采供血机构组高级顾问

Erica Wood　澳大利亚红十字会采供血机构

Shimian Zou　美国国立卫生研究院国家心肺血液研究所血液疾病和资源部门血液流行病学和临床治疗分部卫生科学家行政管理人

So-Yong Kwon　韩国红十字会采供血机构

世界卫生组织工作人员

Junping Yu　血液和输血安全部（BTS），HQ/HIS/SDS/SCI技术官

Erica Garcia　传染性危害管理部虫媒病毒控制团队

André Loua　非洲地区办事处血液安全部顾问

Roberto Garza　美洲地区办事处采供血机构和移植、医疗与卫生技术及卫生系统和服务机构（MT/HSS）

Yetmgeta Eyayou Abdella　EM/RGO/DCD/HSR/PHL医学官

Aparna Singh Shah　东南亚地区办事处卫生实验室和血液安全部区域顾问

（黄力勤　译）

词汇表

术语	定义
疫区	已确认有本地传染病病例的地区
采供血机构	负责采集、筛查、处理、贮存和供应临床使用血液及血液成分的机构，可以是政府机构或代表政府管理的非政府组织
病例界定	为确定一个特定疾病病例所必须满足的一套诊断标准。病例界定能够以临床、实验室、流行病学或临床结合实验室的标准为基础。为确定一个特定疾病而制定的一套标准被称为"标准病例定义"。"监测性病例定义"是一个已制定的标准，用于在特定人口中准确检测所有目标疾病或病况的病例，同时排除对其他类似病症的检测
延迟献血	由于确定的风险而暂时或永久地排除一个献血者。这一风险危及的可能是献血者的健康或其血液捐献物的安全，并且结果影响受血者的健康
献血者选择	献血前评估血液及其他血液捐献物的潜在献血者是否适宜的程序
新发传染病	近期已经在人口中出现，或发病率、地域范围正快速增加，或威胁到不久未来增长的传染病。新发传染病既能由此前已知的传染性病原体引起，也可由此前未检测到或未知的传染性病原体所导致
危害	一个遭受损伤、伤害或损失的可能原因
发病率	一种新发或新诊断疾病病例的比率，通常报告的是发生在特定时间段内的新病例数
传染性威胁	如果血液捐献物采集自己感染的献血者，其体内存在的传染性病原体及由此引起的通过献血者染病对血液供应和其他血液捐献物，或者对患者安全性造成的潜在威胁
国际卫生条例	世界卫生大会于2005年5月通过的一项旨在防止危及公众健康的严重风险蔓延和对交通或贸易使用不必要或过度限制的行为规范。《国际卫生条例（2005）》于2007年6月15日生效
分子筛查	对血液捐献物内的一种传染性病原体核酸的筛查
国家协调中心	由每个缔约国指定其国家中心，随时与世界卫生组织和所有缔约国保持联络和接触，以便有效实施《国际卫生条例》
非政府组织	一个与联合国有关联的独立于政府的组织；一个为满足公共利益目标由私人倡议建立的组织。一个非政府组织通常： ■ 具有组织结构及其章程和法定形式； ■ 由个人或独立于政府的组织创立； ■ 独立于政府当局做决定； ■ 具有非营利性的公共利益和超出自身成员利益的目标

续表

术语	定义
疫情	疾病发病例数超过了在一个确定社区、地理区域或季节里的正常预期。一次疫情可以持续数日、数周或数年。任何疫情发生都可能影响血液供应的安全性或充足性
事先准备	提前采取行动和措施以确保对威胁的冲击作出有效反应
患病率	一种活跃的疾病在一个时间段（期间患病率）或一个特定日期（时点患病率）适时的实际病例数。期间患病率可以更好地衡量疾病压力，因为它包含了2个日期之间的所有新病例和所有死亡病例，而时点患病率仅计算了一个特定日期那些活跃的病例
国际关注的突发公共卫生事件	由生物恐怖主义、流行性或大流行疾病、新发高致命性传染性病原体或生物毒素导致的一种疾病发生或对健康状况迫近的威胁，造成的巨大风险是相当数量的人口死亡或事故或永久或长期伤残
风险	一项对任何特定危害发生概率和后果等级的评估
安全性	将献血者在献血过程中的任何健康风险和受血者在接受血液捐献物的任何健康风险最小化
血清学筛查	筛查血液捐献物的传染性病原体存在的血清学证据
充足性	安全供应血液和血液成分以充分满足国家卫生保健系统的需求

（黄力勤　译）

目 录

（曾劲峰　译）

1 背景

● **确保在重大传染病疫情期间维持安全和充足的血液和血液成分供应**

持续供应安全的血液和血液成分是对一个有效的国家采供血机构的基本要求，必须防止可能对这一要求产生负面影响的事件发生。但是在某些情况下，血液和血液成分的供应可能会受到影响，或者血液供应的安全性可能会受到危害。在地方、国家或全球层面发生重大传染病疫情时，以下2种情况中可能会是一种发生或是2种均发生。疫情的发生可能导致：①由于暴露的风险而使献血者减少，故其血液捐献物减少；②通过含有传染性病原体的血液捐献物将疾病传播给受血者的风险。本文献的核心原则同样适用于细胞、组织和器官的捐献（参见10 非血液捐献者和捐献物）。

各国采供血机构必须有能力并准备好以适当和相称的方式，对任何危及各国血液供应充足性和安全性保障的传染病作出快速反应。为了能够做到这一点，采供血机构必须了解此类传染病威胁可能产生的影响和后果，以及它们如何影响采供血机构活动的。包括下列相关问题。

■ 该传染性病原体存在于或有可能进入献血者人口吗？

■ 该传染性病原体可能存在于捐献的血液中吗？

■ 该传染性病原体可能通过输血传播给受血者吗？

■ 该传染性病原体会对受血者造成重大伤害吗？

■ 该传染性病原体虽然不可能通过输血传播，却可能会是一个减少血液捐献物并对卫生基础设施产生不利影响的公共卫生事件吗？

针对这类问题，采供血机构必须拥有适当的、使自己能够确认、评估并作出反应的策略，而且重要的是，一旦一种特定的威胁已被确认，就能迅速计划并行动。虽然采供血机构不能阻止一种特定传染病威胁如何发生，但能够影响此类威胁对采供血机构和血液供应造成的冲击。快速行动不仅常常使任何冲击减少到最小，而且提升采供血机构积极主动的正面形象。

针对传染病威胁作出反应的关键要素是：

■ 及早意识到一个潜在威胁的存在；

■ 清楚地了解这一威胁的影响；

■ 有关这一威胁的准确而可靠的信息；

■ 确定对这一威胁作出反应的可能行动；

■ 针对这一威胁的有效而准确的风险评估，以确定采取最合适与最恰当的行动；

■ 针对威胁及其对人口影响与对采供血机构和血液及血液成分供应影响的清晰的信息沟通；

■ 对所要采取行动的清晰的信息沟通；

■ 及时实行已承诺的行动；

■ 按计划定期重估风险，以确定风险变化是否、何时与怎样发生的。

一个采供血机构如何对一种传染性威胁作出反应，在某种程度上取决于该机构的组织架构。那些作为一国政府机构一部分的采供血机构通常与该国公共卫生系统联系得更紧密，并且由于政府的全力支持而可能作出更快速的反应。但无论组织结构和职责怎样、是什么，一旦重大传染病威胁出现，采供血机构必须与卫生保健系统和其他相关政府部门一道发挥积极作用，以确保一同采取适当的行动。

采供血机构必须被认定为可能受到这样一种威胁消极影响的关键机构。因此，它必须与任何全国性的应急计划团队直接挂钩，并获得充分的支持，以便最大限度地减少危及血液供应安全性和充足性的风险。至关重要的是政府部门以及政府所属采供血机构的参与，以确保对这一威胁作出及时、有效、适当和充分的反应。沟通必须持续和透明，以便尽快将相关信息传递给采供血机构。同样，采供血机构也必须将相关信息及时反馈以便做全国性协调。

在处理任何威胁时一个重要但往往考虑不周的问题是反应相称：

采供血机构采取的行动必须与威胁成正比。

　　这一威胁的程度真能证明按计划作出的反应合理吗？永远存在一种风险：在匆忙抗击新发传染病威胁时，采供血机构的反应远远超过这一威胁的实际程度和范围。倘若围绕血液安全问题潜在的负面宣传是可以理解的，但同时它可能是问题所在，因为存在的危险是采供血机构自身束缚于一个不能维持的战略中。对这一威胁恰当的反应可能很难判断而且依赖准确可靠的信息及正确分析和评估信息的能力。某地存在的潜在威胁无需全球所有采供血机构立即采取防护措施，却明白无误地意味着采供血机构应当备有适当的计划，一旦自己的采供血辖域受到威胁时怎样作出适当反应。同样，一个新发传染性病原体个案的输入不应自动触发实行保护措施；但是这种情况应当被监控并实行适当和相称的措施，只有当这一威胁在本国出现时才提升保护措施的等级和范围。

　　然而，无论预先的计划有多好，对任何传染性威胁作出反应的关键是获得传染性病原体准确可靠的信息，包括生物学、病理学、流行病学、一般传播方式、病例数量、实验室鉴定和确认等。为了能够确定作出适当和相称的反应，必须尽快尽可能准确地获得这一信息。获得和收集这类信息需要的不仅是一个国家的渠道，而且是一个区域和全球的渠道才能确保广泛获得全部所需的信息及其随后的传递。实现这一目标需要的广泛专业知识也许在许多国家中只能提供一部分，而在受感染的国家也许完全不具备。近期发生的重大国际传染病疫情（其中一些已经产生了广泛的全球性影响）已展示了整合全球反应——从利用许多不同国家的专业知识和资源，到关注疫情的发生与确定适当的行动方案——的重要性。任何受到重大传染病疫情影响的国家必须尽快采取行动，以遏制和尽量减轻疫情的影响，必要时还应寻求外部的帮助和支持。

（曾劲峰　译）

2 全球合作监控血液供应受到的传染性威胁

● **监控正在迫近的可能影响采供血机构的传染病威胁**

尽管单个采供血机构面对新发传染性威胁时，需要评估和确定自身的风险和反应，许多国家仍然依靠的是国际上对这类传染性威胁作出的反应——提供影响任何国家作出反应的必要信息和数据。全球仅有为数有限的机构和组织拥有彻底调查传染病发生、确认传染性病原体、完成流行病学调查和传播信息所需的大量资源，包括学问和专业知识、实验室设施、组织能力和资金等。因此，对任何新发传染性威胁的有效反应需要一个全球性合作的基础，以确保疫情发生被有效地调查，调查所获得的信息继而被全球各地所利用。这类信息不仅对保障血液供应安全是必要的，而且可能有助于保护全人类的健康。

2.1 监控新发传染性威胁

所有采供血机构都应积极监控危及血液安全的新发传染性威胁，要么由自己，要么通过他们能够获得的合适的现有国家或国际计划来监控。只有通过监控这类威胁，采供血机构才能事先做好准备，做出更为审慎和有效的反应。

所有国家的基本公共卫生保护措施都应到位，包括持续监控新发传染性威胁。即便并非所有的这类威胁都会危及采供血机构和血液供应，任何国家的监控计划都应意识到需要考虑这类威胁，并将采供血机构纳入为主要利益攸关方。

2.1.1 世界卫生组织对新发传染病的监控

根据《国际卫生条例（2005）》的规定，世界卫生组织被授权通过确保对所有危害（包括传染病威胁）有效的全球性监控来保护国际公共卫生安全。这意味着尽早发现新出现的公共卫生威胁，作出的反应恰当且有充分的风险评估依据和最佳的实践基础，向国际社会提供有关该事件的及时准确的信息，一旦需要便迅速提供国际援助，从源头上控制住威胁。

世界卫生组织通过开源流行病情报（EIOS）——一个电子平台，其整合并监控各种语言中的广泛信息源（如新闻、传播媒体、社交媒体、博客和专业新闻聚合器），发现和监控已知或未知的致病原——持续监控公共卫生威胁。这些信息经过过滤、初步电子化核对后，世界卫生组织对其做可靠性和准确性评估，包括与受感染国家的合作，通过《国际卫生条例（2005）》指定的国家协调中心核实该事件[①]。国家协调中心在涉及世界卫生组织同参与实施《国际卫生条例（2005）》的国家机构的交流中起着关键作用，包括向世界卫生组织报告并告知可能成为一种国际关注的公共卫生紧急情况的卫生事件。国家协调中心通常设在国家卫生部或中央公共卫生机构的传染病（或同等）部门内，并应该向相应的国家主管当局和机构传递相关的疫情信息，以便其充分知情并能够采取适当行动。

在确定了潜在的公共卫生威胁后，世界卫生组织通过国家协调中心对公共卫生不良后果可能影响的估价，提供援助并与受感染的会员国一道开展共同的风险评估。这个过程至关重要，因为它决定了作为对一种健康威胁的反应而将要采取的做法。

随后，世界卫生组织收集全部有用的信息，通过国际卫生条例事件信息网站（International Health Regulations Event Information Site）——一个可以被国家协调中心、被选组织和技术网络访问的安全网站——向全球发布。

2.1.2 新发传染病的公开监控

有许多监控工具可用。在某些国家中，国家协调中心根据资源和能力的情况，可能正在做持续监控或从事基于事件的监控与传播所获得的信息。

开放在线工具，如 HealthMap、ProMED（国际传染病学会的一个程序）[②]的使用，与其他工具一起为所有采供血机构提供一种额外迅捷的方法来建立一套基本监控系统，后续能被其他来源所补充。个人和机构向 ProMED 提供数

[①] 世界卫生组织. 实施《国际卫生条例（2005）》加强卫生安全 (http://www.who.int/ihr/nfp/en/).

[②] 国际传染病学会: http://isid.org.

据，以便源自当地的新发事件能被非常迅速地报告，即使该病原体尚未被鉴别或确认。欧洲疾病预防控制中心[①]与美国疾病控制和预防中心[②]是两家主动监控新发疫情的机构，并可以就一系列血液捐献物的安全性提供建议和指导。这类信息可在线免费获取。

2.2　监控报告评估

监控能够确定大范围的潜在传染性威胁，但是大多数卫生监控计划的考虑因素远超血液供应安全性或充足性威胁的范围。因此，采供血机构需要获取相关信息，以便能过滤和确认那些可能特别影响血液供应的潜在或实际的威胁，对每个威胁加以评估并作出适当和相称的反应。需要对监控报告做定期、持续地分析和评估，以确定相关威胁，并且理想的是给威胁程度按从"不采取任何行动"到"需要立即采取行动"分级。这将使"仅需要持续监控的威胁"与"现在就需要采取特殊行动的威胁"能够区分开来。必要的话利用其他国家机构或组织特定的专业技能，采供血机构就能完成这类分析和评估。

如果一个系统应用到位——收集与整理所有传染病（包括那些相关的在规定和特定时期出现的已知和新发传染性病原体）的报告，生成一个单独文件，然后采供血机构会分析和评估该文件，同时采取行动——这就是一个能够被简化的程序。附件1含有一个国家采供血机构使用的月度监督和监控报告的摘要，提供有关潜在新发传染性威胁的信息。该报告每月被复查，每条记录被评估，并且已确认的行动等级也被记录。虽然开发这样一个项目需要财力，考虑到这种信息可在线获得，其投入是极小的。在最简单的层面上，所需的一切只是一个定期监控全球传染病报告的系统，筛选与采供血机构最相关的信息并生成一个定期报告。

（曾劲峰　译）

[①]　欧洲疾病预防控制中心: https://ecdc.europa.eu/en/home.
[②]　美国疾病控制和预防中心: https://www.cdc.gov/.

3 有关威胁的准确而可靠的信息

● **获得准确可靠的流行病学和监控数据并恰当地分析该数据**

3.1 疫情发生调查

对疑似传染病疫情发生的最初调查提供了原始数据以及后续和延伸调查得以进行的动力。科学和医疗卫生资源的全球化具有明显的益处,因为专业知识能够不仅在全球基准上被用来调查疫情的发生,而且被用于地方层面的教学和培训。对任何新发传染病疫情的调查都需要大量的资源。虽然财力是一个重要的因素,但拥有调查和确认疫情发生的知识、专业技能和科学手段也至关重要(尽管这类资源常常是有限的)。

全球人口的高流动性,现代化的全球交通运输系统使人们连同其可能携带的传染性病原体,可以飞速地跨越广阔的地域和遥远的距离。近来一系列病毒性疾病疫情的发生〔包括2014年的基孔肯雅病毒(chikungunya)、2015年的埃博拉病毒(Ebola)和2015—2016年的寨卡病毒(Zika)〕证实这可能使得大量的人群暴露于传染性病原体。疫情调查虽然最初也许只集中在单一的1个国家或地区,但应当包括现有国际专业知识应用的国际合作。这将使结果和调查报告更快地产生并传递,可供各个采供血机构复查和评估这些信息并及时落实所需的一般行动。

在大多数情况下,初步调查可以确定尚未为人所知的传染性病原体,并使这种病原体的出现能够与普通的不良临床疗效联系起来,即便这些初步调查的完整性在疫情发生的早期阶段也许还不被充分了解。遗憾的是,传染性病原体通过血液和其他捐献的血液制品传播的可能,在一种传染病大流行期间并非是考虑的首务之一。因此,采供血机构需要向公共卫生机构和政府部门发出这一问题的预警,以便相关的信息能够被尽快获得。

3.2 流行病学

有关传染病疫情的准确而可靠的流行病学数据和监控数据必不可少，明确的诊断标准与可靠而准确的发病率和流行率数据也同样重要。然而，为了提供准确的数据，需要拿出可靠的实验室鉴定和确认的病例。一种传染病疫情可以涉及的是一个发病率和传播率日益升高的现有传染性病原体，或是一个先前人群不曾面临的"新"传染性病原体。

可供一个国家使用的资源与监控系统的范围，将影响到提供准确而可靠的全国病例数的能力。为了获得那些数据和其他数据，采供血机构应当与国家监控和流行病学团队密切协作。如果目前没有可用的全国性数据，那么在仅依靠外部数据作出决定之前，那些数据的准确性和可靠性需要协同国家监控和流行病学团队作出评估。

世界卫生组织对疾病疫情的定义如下："在一个限定的社区、地理区域或季节里超出正常预期的疾病病例发生率。"疫情可以发生在一个有限的地理区域，或可以蔓延到数个国家，可以持续数日或数周，甚或数年。任何传染病疫情都可能影响血液供应的安全性或充足性。

3.3 本地流行或输入的传染性病原体

当一种传染病疫情发生时，这个传染性病原体是否已经在该国存在并被确认，是一个影响采供血机构如何反应与拟定反应时间框架的重要因素。

3.3.1 现已存在或本地流行的传染性病原体

在一国内一种已存在的本地（低水平）传染性病原体疫情，既可能导致更迅速的传播并因此使采供血机构承受更直接的压力，但也可能是减缓因素（如整体上群体免疫），或现有可行的控制措施。

如果暴露率发生改变——可能是由于传染病介体的改变、人口易感性的增强或现有控制措施的减退——任何已存在于一个全域或国家中的传染性病原体就可能更快地传播。如果这个传染性病原体以前就存在于该人口而此刻又正在传播，就必须确定这一变化的原因。如果献血者中出现了新的或另外需要被鉴别和纳入的风险，则可能还需要更改延迟献血者献血的标准。

因为以前的暴露或疫苗接种计划而在人口中产生的自然免疫或疫苗诱发的免疫，也有助于防止病原体在人口中的快速传播。原本存在的免疫力可能有利于从固定献血者和先前暴露过的献血者中采集血液，降低病原体进入血液供给的风险。同样，受血者也许原本存在免疫力并因此不大可能经血液和血液成分获得感染。

3.3.2 原本不存在的传染性病原体

对于许多采供血机构而言，最有可能突发的情况是，世界别处出现或发生的一种对采供血机构造成威胁的传染性病原体，却在本地范围只限于输入性病例（至少在疫情伊始）。在这个阶段，延迟曾经到过受感染地区并因此可能暴露于感染性病原体的献血者献血，往往是对这种突发情况最合适和最恰当的初始反应。

这样一种传染性病原体能否被成功输入一个目前尚未受感染的地区取决于若干因素。该病原体存在的传播方式是一个关键的必要条件。其通常是一种节肢动物介体，但也可能是其他直接人传人的途径（超出了医疗卫生范畴）。个体输入病例必须是传染性足够，并且这些被感染的个体必须能够将可存活的传染性病原体直接或间接地传染给其他易感个体。从采供血机构的角度来看，最重要的目标是那些因旅行或居住在受感染地区而也许曾直接暴露于传染性病原体的献血者；其次也许是与这类旅行者的密切接触者，但这在很大程度上取决于传染性病原体传播途径被确定。那么该传染性病原体是否可以更广泛地传播，非常依赖于是否含有特定介体及其是否存在。在近来发生的西尼罗河病毒、基孔肯雅病毒和寨卡病毒疫情中，介体传播是传染性病原体蔓延至此前未受感染地区最重要的触发因素。

3.4　界定受感染的地区

确定那些应当延迟献血的献血者就必须要弄清风险发生在哪里，并且这需要有关疾病疫情发展的准确信息。关键问题包括：一个国家或地区何时发生感染？需要有多少病例确诊后才能将一个国家界定为受感染国并随后纳入受感染国家名单（从列入名单中的国家返回的旅行者献血应当被延迟）？

受感染地区可以被界定为那些在限定的时间段（通常1—3个月）内报告了至少1例本地感染确诊病例的地区。不过，为了全面了解情况和保证病例报告为确诊病例，还需要有关感染发生增长率的信息。

报告的准确性和可靠性至关重要，特别是当一个未受感染国家正在为近期从受感染国家返回的献血者制定一个有效的延迟献血程序时。在许多资源匮乏——对病例的鉴别和确认能力及对全国各地突发情况的监控有限——的受感染国家中，可能会出现对该突发情况的明显漏报。除了每个已报告的病例外，可能存在更多的未确认病例，尤其是在疫情早期。这必须被使用外部数据来确定旅行延期指南的各国所重视。

3.5　解除受感染状态

针对传染病疫情作出的任何反应，都应当包括如何回应传染率下降的考虑。传染率通常下降到某一节点时，疫情要么结束，要么不再影响此前曾受感染国家的血液供应；此时可以放松或完全取消已实行的措施。

在限定的时间段（例如3—12个月）内没有新发病例是被普遍接受的一个疫情结束的衡量标准。然而，如果传染病介体仍然存在，或人传人的传染途径存在，一个感染的基础水平也许在一个国家继续存在，这种传染性病原体遂被认为是本地流行。在采供血机构或其监管者（如果有的话）已经因疫情而实行了保护措施的国家，采供血机构正式取消那些措施也可以被别国采供血机构当作该国不再被认为是受感染国家的信号。

（曾劲峰　译）

4 理解该威胁的意义

● 获得有关传染性病原体的生物学和病理学信息

突发传染病疫情并非不寻常，但大多数都是本地疫情，涉及常见的传染性病原体，可以迅速并容易地被控制。大多数情况下，这类疫情对血液供应的安全性和充足性的影响（如果有的话）很小。然而更大规模和更有影响的传染性病原体流行一旦发生，对血液安全性和充足性造成的冲击便可能是地方性、全国性、区域性以至全球性的。通常这类传染性病原体以前相对来说并不常见或受地理限制，但气候、环境或社会等不断变化的条件，要么已经导致此前并不存在的传染性病原体传入人口中，要么已经使此前就存在但本被控制的传染性病原体具有了易于传播和持续存在的更适合的条件。一种新确认的传染性病原体的出现是一个非同寻常的事件。

一旦一种传染性病原体出现并被确认，便需要确定其存在对采供血机构的实质影响。该传染性病原体的存在——有些传染性病原体也许经血液和血液成分被传播，但并没有确认其感染和传播相关的病状——并无影响或仅为有限影响，可能取决于这个病原体的特殊性。不管怎样，在任何情况下都需要采用一种系统方法确认和评估其可能的影响。通常来说，那些传染性病原体或因将随之发生的不良反应传播给受血者，或因致病引起献血者减少而对采供血机构造成冲击。

4.1 经输血传染

传染性病原体是否可经输血传染是一个需要确定的早期因素。疫情发生的潜在后果将会是传染给受血者，或因献血者染疫而献血量不足吗？

4.1.1 输血传染很可能

病原体经输血传染的可能性未必在所有情况下都成问题。如果传染性病原体是可传染的，便涉及以下问题。

■ 传染性病原体的出现足以导致一名受血者感染吗？

■ 相关的病状当时会在受感染的受血者中导致严重疾病吗？

■ 该传染性病原体是与所有血液成分相关还是仅与特定的成分相关？

该病原体与特定血液成分的关联可能使经血传染的风险降到最低，这取决于采供血机构是否应用全血或制备血液成分，因为那些血液成分天生就不会存在或存在较低水平的传染性病原体。

重点是要使采集受感染的血液捐献物的风险，与随之而来的经输血传染的可能性降到最低程度。

4.1.2 输血传染不可能或风险极低

即便传染性病原体没有经输血传染的风险或风险极低，但也许有其他公共卫生后果——如果献血者发生感染或出现症状，并因此在已康复前不能献血所带来的献血者和血液捐献物的减少。

很可能是采供血机构自身受到了因人员编制减少而业务水准下降的困扰。取决于疫情发生的严重程度和不同范围，必须评估对血液和血液成分可能的持续需求。如果疫情在人口中广泛传播，它或许会对日常生活的方方面面造成重大冲击，包括因医疗卫生机构重新将工作重心聚焦在维持紧急和突发事件而必然导致对血液需求的减少。不过相反的情况也可能发生，换言之，如果该传染性病原体的相关病症需要血液或血液成分支持受感染的个体，便会增加输血的需求。

4.2 生物学和病理学

要了解传染性病原体的全面后果，就必须理解该传染性病原体的生物学和所有相关的病理学。所捐献的血液制品中存在一种传染性病原体未必导致传染，而传染本身未必造成受血者患病。有些目前并未确认有明显病状的可传染的病原体在许多人口中普遍流行，因此所捐献的血液含有该病原体，并且看来其有规模地传染不具有目前尚已被确认的不良影响。可以说，这类传染性病原体不会对受血者造成威胁，因此通常不直接给采供血机构带来问题。然而，目前只确认了少数这样的传染性病原体——尽管采供血机构在考虑需要采取行动对付该特定传染性病原体时，也许需要将任何已发生疾病的严重程度作为一个考虑因素，大多数传染性病原体确实与具有临床后果的病状相关。

一些传染性病原体通常会引起症状严重的感染，而一旦这种情况发生，被感染的献血者极不可能前来献血。凡出现急性症状的献血者都应通过献血者选择程序被确认并延迟献血。如果该传染性病原体引起的症状很明显，献血者的选择程序的确会变得更简单明了，因为无论是对于献血者自行延迟献血，还是对于可能已感染的献血者献血前在采血点被确认，都会更容易。已感染但尚未出现症状献血者的确认可能成问题，但是教育献血者——如果在献血后的几周内出现任何症状，要立即与采供血机构联系——能够确认这类病例。依据供血的水平和时间表，也许有充裕的时间从血库中移除他们捐献的血液。无论何时献血者报告其献血后发病都是一个有助于最大限度降低感染传播风险的重要因素，不仅在疾病流行期间，而且应当成为采供血机构日常献血者教育项目的一部分。

不管是通过"自然"途径传染与经输血传染的临床后果是否不同，需要考虑的是一种传染性病原体确实已伴有的病症。病原体通过自然途径传播最常为昆虫叮咬，因为感染剂量通常较低，以及总体来说受感染的个体较少可能患有基础疾病或免疫功能受损，故也许临床后果的意义较小。另一方面，经输血传染常导致受血者蒙受明显更高的感染剂量——受血者患有需要输血的基础疾病（可能包括由于许多原因导致的免疫功能受损），因此输血传染可能导致更严重的后果。一种更进一步可能出现的复杂情况是，与感染相关的疾病病程本身需要将输血支持作为所有既定治疗的一部分，这进一步增加了受感染个体的潜在风险和采供血机构的压力。

当输注含有一种传染性病原体的血液成分确实存在风险时，每种传染性病原体存在一个最低感染剂量，因此在一种所输注的血液制品中，存在一种传染性病原体也许并不总是导致发生有效感染。虽然输注 1 U 血液可能是一个大的接种物，但如果一种传染性病原体的存在是低水平的，或者如果该传染性病原体并非高感染性的，或者如果该受血者此前接触过该传染性病原体并具有一定程度的免疫力，这种有效感染持续发展的传染性病原体的传染也许不大可能在受血者体内发生。

4.3　筛查靶点

如果考虑把对所捐献血液的实验室筛查作为感染的证据，了解感染以及宿主与传染性病原体相互作用的生物学可以确定潜在的筛查靶点。

如果要考虑实验室筛查，就必须确定最合适的筛查靶点。不论后续是否具有免疫力，筛查导致急性感染后又消退的病原体感染的证据，最大可能依赖于核酸检测，而非血清学靶点。不管怎样，如果一个采供血机构没有获得可靠且灵敏的分子筛查技术，这或许限制其提供有效的实验室筛查能力。在这种情况下，检测一种血清学靶点抗原或许提供一个替代方法。抗体检测通常价值有限，因为在这类病例中，抗体通常出现在急性感染已经消退与个体（通常）不再被认为有传染性后。

4.4　免疫

有一种可能性是从该传染性病原体引发的疾病疫情中复原导致的免疫力。此外，全民（或至少全民中的一部分人）此前也许曾经接触过传染性病原体（自然或通过疫苗接种项目），导致某种程度的先已存在的全民免疫。这也许有许多可能的后果。

■　如果一定比例的献血者已被感染并免疫，含有传染性病原体的血液就鲜有可能进入血液供应系统。

■　如果一定比例的献血者已被感染并免疫，就有可能通过输注的血液成分将被动免疫力传递给受血者，这或可预防（或至少削弱）任何经输血传播导致的感染。

■ 如果一定比例的受血者已被感染并有免疫力，存在于血液或一种血液制品中的传染性病原体就鲜有可能导致受血者感染。

感染后恢复期免疫力的产生，也是管理暴露和先前感染的献血者的一个重要因素。那些造成长期慢性携带或在个体中隐蔽且终生存在的传染性病原体，也许导致永久性延迟献血；然而，只要从传染性病原体仅引起的急性感染中复原，一旦症状消失，康复者就可以安全地重获献血资格。在血液供应的充足性可能会受影响的情况下，有效的献血者管理对于较长时间维持血液供应的能力至关重要（参见4.6 献血者管理）。

疫苗接种计划所产生的免疫力在保护个体的同时，也可能会影响献血者的资格。根据疫苗接种类型的不同，近期接种过疫苗的献血者可能会需要延迟一段时间再献血。接种了活疫苗的献血者需要延迟献血，接种了灭活疫苗的献血者如果符合所有其他献血者评估要求，通常无须延迟献血。

4.5　治疗有效性

针对该特定传染性疾病病原体治疗的有效性，不应被采供血机构当作干预缺失的理由。然而，治疗的有效性或成为已做风险评估的因素，可能提供某种灵活性作为反应，这在资源有限的情况下也许是重要的。治疗的有效性也是已感染献血者管理的一个因素。如果先前被感染的献血者能得到有效治疗，便可能重获献血资格，如果治疗能显示在规定的时间内清除感染，他们也许会更快地重获献血资格。

4.6　献血者管理

采供血机构担负多项职责。照护以及管理被确认感染或可能被感染的献血者是其一项明确的职责。如果需要临床干预，采供血机构就必须向献血者提供这种照护，或将他们托付给能够提供照护的机构。

然而，最近已出现的导致全球卫生问题的许多急性病毒感染并没有专门的治疗方法。在只能对症治疗的情况下，应当向献血者提供如何照护自己健康的正确信息，包括那种对于健康个体而言可能的结果——因完全康复而感染普遍消退。

一旦康复，大多数个体能在适当的延迟期后再次被接受为献血者。重要的是要确保对这些献血者的主动管理，要有明确规定的献血延迟期，足以保证他们在恢复献血前任何感染应该消退。采供血机构应尽其所能有效管理现有的献血者；不得不频繁招募新献血者的费用昂贵，并且在一些国家，公众献血的积极性正在下降，招募固定献血者正变得愈加困难。

4.7　病原体的灭活、减少和去除

除了其他方面，重要的是获得一些该传染性病原体物理特性的信息，以便将病原体灭活（PI）以及其他减少和去除病原体方法学的有效性纳入风险评估的一部分，并视作该威胁可能减轻（参见5.5　特定灭活或去除传染性病原体）。

（黄力勤　译）

5 对威胁作出反应的合理行动

● **确定所有可能的有效反应选项**

在做一项风险评估和采取任何行动之前，所有能对该威胁做有效回应的可能选项必须被确定，即使某些可能的行动在该特定环境中或对于采供血机构或对于国家并非适当，以及即使某些选项对于该威胁并不相称。无论如何，一种传染性病原体的发生或存在并不自动定义为一个威胁，并且不采取任何行动必须被纳入选项。加之如果围绕该威胁的环境改变，最初考虑决定并实行的行动方案也许需要改变。所采取的任何行动必须适当，而且重要的是必须始终与威胁成正比。

在绝大多数情况下，对绝大多数采供血机构而言，可获得的反应选项只有那么一些。采供血机构需要与献血者团体和组织以及临床用户积极共事，以确保血液供应尽可能多地保持以及血液和血液成分只有在绝对必要时使用。然而，在现实中采供血机构不能控制围绕新发威胁的基础环境，而不得不在献血者问题和临床需求出现时作出被动反应。

可能的选项是：

■ 不采取任何行动；

■ 确定和延迟有风险的献血者献血；

■ 停止受感染地区的血液采集——如果该国已受到感染，但疫情在地理上仅限于该国，局部停止血液采集也许是适当和有效的；

■ 实行对来自有风险的献血者血液捐献物的传染性病原体的特定筛查；

■ 实行对所有血液捐献物的传染性病原体的普筛；

■ 采用特定灭活程序或其他会去除或减少血液或血液成分中的任何传染性病原体的处理方法；

■ 寻求（暂时性地）从未受感染国家或对该传染性病原体做特定筛查国

家进口血液和血液成分。

5.1 不采取任何行动

在某些情况下，采供血机构可能或应当（要么一开始，要么根本）不采取行动。一个有效具备良好信息分析的监控系统应当对任何潜在威胁不失时机地向采供血机构发出警告，且不说在许多情况下，在需要任何行动之前，要持续和可能更频繁地监控事态。只要该传染性病原体在献血者人口中不存在，任何威胁都极小。

另外还有的情况是，虽然存在一种传染性病原体，此时一个采供血机构可能决定不需要采取行动，例如：

- 任何经输血的传染率相较于社区内感染率微不足道，并且经输血传染不会导致比社区内感染更严重的疾病；
- 人口中具有充分的免疫力意味着①一种传染性血液捐献物被采集的可能性减少；并且②任何经输血传染导致受血者感染的可能性降低。

在欧洲发生的戊型肝炎情况就是一个例子：戊型肝炎病毒从食物中获得的风险远高于经输血传染的风险，而许多国家要么没有实行对戊型肝炎病毒的筛查，要么推迟了筛查。一些国家已经实行了筛查，主要因为免疫功能受损的受血者持续的戊型肝炎病毒感染及由此产生的重大临床影响可能带来的问题。

细小病毒B19就是一个在全球众多人口中高水平存在的一种传染性病原体的例子，其临床影响通常为良性并经输血传染，但是对所捐献的血液极少筛查该病毒。大多数人口具备充分的基础免疫力，使得带有高病毒水平的血液捐献物并不常见，并且大多数受血者可能具有充分的免疫力预防B19感染。另外可能是的确发生了某种传染，但受血者极可能没有出现会引起任何担忧的临床后果。

5.2 确认有风险的献血者

确认并延迟有风险的献血者献血，是所有采供血机构对一种传染病威胁作出反应的第一个有效步骤。为了维持延迟献血，需要确定延迟献血期的长短。了解该传染性病原体的生物学和流行病学使得能够：

- ■ 确定合适的延迟献血期；
- ■ 找出献血者被感染的所有潜在途径；
- ■ 鉴别需要被纳入献血者选择流程中的特定风险。

5.2.1 延迟有风险的献血者献血

重要的是为每个传染性病原体限定一个延迟献血期，而在没有任何专门的国家或国际指南的情况下，最短的延迟献血期为规定潜伏期的2倍可以被考虑是一个适当的指导原则。

一个关键的问题是，献血者选择程序是否能有效且可靠地确认有风险的献血者。一名献血者也许因为一些明显和易于识别的原因身处风险中，但也可能该献血者没有觉察到来源而不知情地处于风险中。在传染病疫情发生的背景下，献血者的风险是由于接触具有主动感染发生必然风险的传染性病原体。暴露最可能经由与传染病介体的接触，但也有可能通过其他更直接的人传人途径（包括医疗卫生干预和近距离接触）发生。

在目前尚未受该传染性病原体感染的国家，风险仅限于从受感染国返回或到受感染国旅行的个体输入。通过询问近期的旅行史，这些献血者能够轻易地被确认。这个方法需要得到一份当前受感染国家的名单，并且如果疫情发生在国与国之间传播，该名单要保持更新。

在目前已受到传染性病原体影响的国家，风险更加普遍，而且当一种普遍的基本风险存在却并无特定的高风险活动或其他因素时，更难确认有风险的献血者个体。一个国家也许只有某些地区受到了感染，在这种状况下，居住在或最近从这些地区返回的献血者可以被确认并适当延迟一段时间献血。

决定是否延迟献血最合适的行动方案，很大程度上取决于可能被归类为有风险的献血者的数量。如果只有能够容易管理和不会影响血液供应充足性的少量人数，延迟献血就是最合适的行动方案。并非所有的疫情都会导致本地获得性病例。在许多不存在传染病媒介的国家，大多数（如果不是全部的）病例可能是输入的，加之病例总数也许太少而不需要进一步干预。可是如果这个人数较多（包括本地获得性病例）以及血液供应的充足性可能成为一个问题，或许必须考虑实验室筛查。

5.2.2 延迟与有风险的献血者有接触的人献血

一种更为复杂的情况，如分别在2014—2015年和2015—2016年发生的埃博拉和寨卡疫情突出显示的是存在通过性接触持续传播感染的可能，以及另外通过与全家人或家庭成员密切接触而传播感染的可能。自从发现寨卡病毒RNA存在于免疫特权部位——像在精液中持续存在很长时间（远超病毒血症持续时间）——的最初报告起，许多其他病毒已被发现显示出类似的特性。即便检测采用分子技术，但在许多个体的精液里检测到的具有高水平的病毒已经能在培养液中生长，提示该病毒可能存在于这类部位并通过其他途径散布，将产生生殖性感染。因此也应当考虑对虽不曾旅行，却与近期从受感染国家返回的个人有过性接触的献血者延迟献血。作为对2015—2016年发生在中南美洲的寨卡疫情反应的一部分，许多采供血机构对不曾到受感染地区旅行，却与已被确认感染寨卡病毒的个人曾有性接触的献血者实行额外的延迟献血。通常，献血者在上个月里与在前6个月内被诊断感染了寨卡病毒的任何人有过性接触，在他们最后一次性接触后至少延迟1个月献血。鉴于目前病毒存在于免疫特权部位的发现和有性传播的证据，这一原则能被应用在所有类似的急性病毒感染并可以被认为是恰当的。

5.3 停止在特定地区采血

既然一个疫情可以在地理上被限制在一个国家或地区内，在这种情况下也许可以在受感染地区停止采血。此外，献血者也许到一个未受感染地区献血却生活在一个受感染地区或近期曾从该地区旅行归来，他们能够被确认。这种处理方法显然存在潜在的血液供应充足性问题，但它可能是一种有效且相对快速的方式，使局部地区疫情冲击的影响降到最低。

取决于环境、需求和该系统的容量，一个特定地区血液捐献物的减少也许需要通过在未受感染地区增加献血者招募和血液采集来处理。可能需要宣传活动来提高认知和鼓励献血。

5.4 特异性筛查血液捐献物

如果实施应用恰当的策略，血液捐献物的实验室筛查，就确认受感染献血者的血液捐献物而言，应当普遍被认为是决定性的，并且还有助于平衡血液的充足性和安全性。虽然筛查是有效的，但其有效性和可靠性完全取决于能得到一种适当的筛查试验、使用的特异性筛查靶点、采取的筛查策略以及有效确认筛查反应性的恰当方法。

虽然大多数采供血机构可能已经有一个适当的涵盖常见的强制血源性传染性病原体的筛查程序，但很可能更专注于血清学而非分子筛查。当前对采供血机构的感染性威胁通常来自引起急性感染的传染性病原体；因此会需要分子筛查直接检测传染性病原体自身的存在。虽然抗原检测理论上是一种替代手段，但由于这类传染性病原体产生的原因，抗原检测正日益稀少。针对一个不同的靶点，分子方法通常是检测传染性病原体存在的一种更敏感的手段，并且分子检测技术正在变得越来越容易获得和适应于大规模筛查的需求。虽然可利用的全自动筛查平台数量仍然有限，但分子筛查随着技术可靠性的提高、设备变得更加简易与小型化、成本降得更低，正在被越来越多的采供血机构运用。

5.4.1 实验室筛查的可能性

一个影响开展实验室筛查的能力，但在采供血机构掌控之外的因素是一种用来鉴定受感染献血者的适当筛查试验的有效性。如果作出实行实验室筛查的决定，至少有一种适当的筛查试验必须是有效的，并且最好能够在该采供血机构现有的实验室设备上运行。

很遗憾，对采供血机构而言并非总是有可利用的适当试验，如以下一些可能发生的情况：

疫情进展的速度已经超过了厂商开发适当试验的速度。虽然有些国家在别无选择的情况下，有能力开发自家的试验，但通常也只在当地使用。

国家和国际上对于这样一些试验的法规要求是如此严格和多样，以至于试验的厂商不可能满足该时限内需要的所有要求。

试验的厂商不能从受感染的个体那里获得证明试验有效性所必需的广泛大量的标本。

用作筛查献血者和血液捐献物筛查试验的质量是关键，并且鼓励采供血机构使用来自国际厂商的高质量试验，以帮助确保检测的总灵敏度、特异性和结果的可靠性。无论如何，主要国际厂商的大多数试验，被设计用来在该特定厂商的专用自动化封闭设备（黑匣子）上运行。较少有开放式设备的试验——那些能够在一系列非专用、半自动的设备上运行的试验——导致对为数不多的开发和生产针对任何新发传染性疾病威胁试验的厂商的依赖。

过去几年中大量疾病疫情的发生已经对试验的厂商们构成了挑战，但是考虑到研发和试验需要满足不同国家对用于血液和其他人体捐献物的传染病筛查试验的法规要求，已经在合理的短时间内提供了适当的筛查试验。

5.4.2 试验选择

如果要实行筛查，就需要确定一个合适的试验。假定一种试验有效，这需要评估针对充足适量的标本（足以产生充分可靠的数据）的试验性能，从而对该试验将检测出传染性病原体的存在有把握。

一个采供血机构从事适当评估的能力是一个重要的决定因素，但是人们期望采供血机构在选择和实行之前已经拥有适当评估筛查试验的某种机制。如果该采供血机构不具有从事此类评估的能力或资格，国家公共卫生中心实验室应当具有此必要的能力和资格，并且会被期待或是自我开展评估，或是支持采供血机构开展评估。

无论情况如何，采供血机构同样应当联系世界卫生组织和其他相关国际组织，寻求帮助获得他们需要的评估和其他试验性能的数据。每次新鉴定1种传染性病原体时，用作本地评估所需的来源明确的标本不可能轻而易得。在这一阶段，必须得依靠试验厂商和公认有资格并且是专门的国际实验室，以便开展初步工作和提供适当的数据从而能够选择试验。此外，如果采供血机构或国家公共卫生实验室都不具备适当评估试验的能力，则使用此类外部数据是唯一途径，借此采供血机构能够评估性能和选择最恰当的试验。

面对这样一种新发传染性威胁，以及开发适当的筛查试验并提供性能数据需要，世界卫生组织应确保国际专门实验室和机构、试验厂商与世界卫生组织本身一同工作，尽快地提供开发和评估试验所需的标本，以便随后的试验性能数据能被充分应用于考虑和评估筛查的实施。

对于一种新发传染性病原体而言，很可能最初只有一两种具非常有限的数据支持其使用的试验。在这种情况下，需要持续密切地监控试验的性能，直到获得充分的数据确信该试验确实正在鉴定出那些带有感染证据的血液捐献物。

就已经为人所知一段时间但目前发病率日益增长的传染性病原体而言，更可能是试验已经可供使用且适合，并且也可能从专门实验室获得适当的试验性能数据。这些数据连同所有厂商的数据和所有相关的当地数据一道都需要获得，以便对试验的有效性做初步的书面评估。书面评估应当确定看来像是最适合用于血液捐献物筛查的试验，并允许采供血机构或直接选择该试验，或获得标本并追加做试验评估。

最终需要考虑但不应妨碍实验室筛查实行的一个问题是，所选择的试验与现有筛查平台的兼容性。如果该试验不能在现有平台上进行而筛查又是必要的，那么或非得要向试验供应商明确表示必须另外提供一个适当的筛查平台，或必须找到一个能在现有平台上进行的替代试验。

5.4.3　选择性筛查

选择性筛查的前提是已有一种适当的筛查试验。当处于风险中的献血者能够容易且可靠地被鉴别，并且这类献血者的数量多到如果单独采取献血延迟也许变成一个影响血液充足性的因素时，选择性筛查是一种对付疾病疫情问题的相对简单的方法。以筛查系统已经就位为先决条件，对只是来自处于风险中的血液捐献物做筛查相对容易且成本不高。然而，一旦有风险的献血数量增加，就必须考虑挑出这些血液的标本管的后勤工作与筛查后血液捐献物的库存管理问题。就这一点而言，采取全面筛查也许更容易。

另有一种情况，如果对有风险献血者的鉴别不可靠，取决于传染性病原体和输血传播的临床后果，可能存在特殊的会对带有不良后果的感染易感的受血者群体，可以为他们随机捐献的血液做选择性筛查，以便为之提供足够的已筛查血液和血液成分。

5.4.4　全面筛查

如果可能有风险的献血者数量开始上升至一个明显的水平，此时就需要每个采供血机构根据自身情况和现有资源来界定那一至关重要的水平。在那个水平上，实行全面筛查也许是最适当的反应。然而，这的确对成本和后勤工作有明显影响，需要平衡好传播风险和血液充足性成本的关系。正如选择性筛查，对筛查反应性标本的有效确认和随后的献血者管理对全面筛查也十分重要。

5.4.5　筛查反应性的确认

实行任何筛查项目应当伴之以对任何鉴定为筛查反应性血液捐献物状况的有效确认。尽管所有筛查反应性的血液捐献物可被考虑是真正的感染并以此作为弃血的依据，但这并非最佳做法。最佳做法需要对筛查反应性做全面确认，包括对已确认的受感染献血者随即恰当地告知和处理。然而，在许多国家适当的确认试验并未应用于那些采取常规筛查的传染性病原体（如乙型肝炎病毒、HIV等），更不用说可能应用于新发传染性病原体了，至少在此次疫情的初始阶段如此。

如果一家采供血机构开展筛查，重要的是找到对筛查反应性的确认方法，知晓人口中的真实病例数，以及了解和评估在用试验的性能。

5.5　特定灭活或去除传染性病原体

使用病原体灭活（pathogen inactivation，PI）技术或物理方法去除某些血液成分，也许在某种情况下是减少或去除可能存在的一般传染性病原体的适当方法。虽然这类方法或许无法去除或灭活所有可能存在的每个传染性病原体，但可以将其降至可能导致传播或在受血者中发生增殖性感染的水平之下。

现有的病原体灭活系统能有效对抗捐献血液中存在的某些传染性病原体。尽管一个能有效应用于全血的病原体灭活系统的开发工作仍在进行，但目前病原体灭活对血浆和血小板制品最有效。然而，根据一个采供血机构内部的适当策略，病原体灭活可应用于血浆以降低感染传播的风险，并且如果红细胞悬浮于添加剂溶液中，红细胞成分中残留的血浆量就可能太低而难以含有足够传播感染的传染性病原体。

除了较现代化的病原体灭活系统外，还有一些较老式、得到公认的灭活或去除系统（例如热灭活和过滤）多年来被主要应用在血浆和血浆制品中。尽管这类方法的应用和用途可能受限，但是当对血浆或其他血液成分中的传染性病原体灭活可能成为一个打破传染链条的有效因素时，它们还是有用武之地的。

另外，如果一种已知的传染性病原体处于全血的某个特定部分里，便可以对这个特定部分做物理隔离和去除，借此降低传染的风险。使巨细胞病毒和人类T淋巴细胞病毒感染风险降至最低的白细胞去除法就是这样一种方法。

5.6　进口经过筛查或除非是低风险的血液和血液成分

在某些情况下，一种可能的解决方案是停止一个国家或其部分地区的所有采血活动，并从该国未受影响的地区、一个未受影响的国家或一个正在对其血液供应做特定传染性病原体筛查的国家输入"安全的"血液或血液成分。正在供应血液的地区或采血机构必须有足够的库存，从而能够在不影响其自身供应的情况下提供所需的血液或血液成分。还有一个围绕不稳定医药产品的安全运输的物流问题也需要处理，但是这种方法在以往发生的疫情中已被证明是有效的。最明显的例子是2005—2006年法属留尼汪岛发生的基孔肯雅病疫情导致该岛所有的采血活动停止后，所有的血液和血液成分都直接由法国本土供应。

当传染病疫情发生时，因为献血者发病并不得不减少采血活动而对血液和血液成分的需求水平却持续高于当前的供应水平时，这个方法也是一个潜在的解决方案。

（黄力勤　译）

6 威胁的风险评估和选项

● 与成为任何全国性风险评估程序的可能联系是从国家角度处理疫情的发生

6.1 实行一项风险评估

全面而准确的风险评估是在对任何威胁作出反应并需要尽快着手的关键。及早的反应有利于对形势的把控并降低发生血液充足性和安全性问题的可能性。不管怎样，在能够做此类风险评估之前，所需的数据和信息都需要被一并收集。如果要使风险评估有效和有用，就必须以准确的数据和信息为基础。

可能在有些情况下，较快的第一反应将是有益的，随后再持续地收集数据以报告一个更相关和更长期的反应。只要具有足够的相关数据便允许着手和做初步评估并使恰当的初步行动到位，这种方法对于缓解给采供血机构造成的冲击和使公众产生信心（形势在观察中并正在采取行动）是必要的。本文献的前几部分已经讨论了采供血机构在制订准备计划时需要考虑的关键要素——确定需要能够对一个威胁作出反应的信息和数据，并以逻辑的方式使那些数据条理化，以便它们能够直接进入任何风险评估之中。不过，基于各国不同的基础，也许还有一些需要被所有风险评估考虑和纳入的更为特殊的因素。风险评估应当包括对当前可获得的所有信息和数据的复查和分析，以及确认对采供血机构有效的可能选项，从实施、影响和结局等方面逐一评估。

此外，必须要承认可获得的数据常常不能使任何一个风险评估完全客观（至少在早期阶段不能），并且也许该评估带有明显的主观性。

附件2是一个示例模板，可用于对该传染性病原体本身的初步评估，以及它是否可能给采供血机构造成威胁。

附件3提供了一对简易的风险评估框架，一个用于血液充足性，另一个用于血液安全性，并附有支持风险评估所需信息的细目分类。

6.2　可接受的风险水平

目前存在一些采供血机构可用以确定风险水平和所需要措施的有效风险评估工具，也许还能利用国家的风险评估机构。无论使用什么评估工具，重要的是要包含该威胁所有可能的方面、全部的风险和潜在的结果或影响。然而，在开始做风险评估之前，一个需要确定的重要因素是被认为可接受或可容忍的风险水平。风险评估的目的是确定风险和能够采取的减轻风险的合理方法。因为所要采取的行动是由被认为可接受风险的总体水平决定，所以在评估过程结束时，对这些确定的风险以某种方式加以量化，以便能够确定最合适的行动方案。

然而，就血液的安全性和充足性而言，并无零风险的状况。不论采取什么方法，都会导致一定水平（无论多低）的残余风险，并需要确定这个残余风险可接受的水平。虽然在大多数情况下这样一个决策归于政府层面，关键的是：①在这类决策的制定过程中有来自采供血机构的建议；②确实做出一个决策，并确定了一个可接受且现实的风险水平。

6.3　国家手段

关键是要采取一项对付传染性疾病威胁的国家手段，因为这也许会对跨地区的医疗卫生和社会福利产生潜在的重大影响。应当有到位的国家战略计划，其包括一项出自多个信息来源的全国性风险评估，涵盖一般的医疗卫生系统，并且特别是包括采供血机构和其他的国家机关，诸如公共卫生当局。理想的情况是，采供血机构所作的风险评估随后变成该国政府的全国性风险评估——囊括所有对该国的威胁于一体——的一个主要部分。此外，任何基于采供血机构风险评估的所有建议行动，要在全国性风险评估所确定的国家行动的范围内被考虑。主要行动者之间应当保持良好的沟通并应当使多个计划得到整合，因为也许会有一个旨在阻止传染的高水平的政府计划，使得采供血机构或许不必按照自己的风险评估指引的方式采取行动。

6.4 风险评估复查

重要的是，尽管一次性风险评估或许能够首先提供一个方法，但传染病疫情却正在改变局面，并且没有哪个国家应当依赖一个在一个特殊时间点实时开展后却不加复查的风险评估。对任何风险评估而言主要是需要定期复查，并且一旦形势明显改变则需立即复查。必须有一个适当的程序，至少监控着被用来实行最初风险评估的数据，并且一旦这些数据改变，就会触发一次复查，而且如有必要做进一步的风险评估。在疫情初起时，一个国家通常还未受影响（无本地感染病例）并正在对潜在威胁作出反应，它也许决定延迟最近从感染地区返回的献血者献血。然而，如果疫情随后蔓延到该国并出现了本地感染病例，那么将要采取一种不同的方法，并应当复查该风险评估，以及确定和采取进一步的行动。

（黄力勤　译）

7 沟通

● 明白无误的沟通在任何时候都至关重要

当面对一个传染性威胁时，采供血机构必须做明确的沟通来确保献血者和受血者及整个人口得到适当的形势通报，并确保献血者、受血者及政府知道和了解采供血机构计划的行动。沟通无论由政府集中提供，还是由采供血机构直接提供，都必须是同一信息。作为对该形势举国反应的一个主要组成部分，沟通更适宜来自政府。

此外，必须具备有效的跨政府和跨组织的沟通，来确保所有可用的信息被集中核对，并及时提供给需要这些信息的政府部门和其他组织以支持其自身的计划。无论采供血机构是一个政府的还是非政府的机构，它必须被纳入这个信息传递中。

7.1 公众信心

公众对一个国家采供血机构的信心与人们对血液充足性和安全性理解的问题，因特殊情况在各国的表现明显不同，但即便如此这仍是个重要问题。公众必须对确保任何时候血液的充足性、减少任何经输血传染风险的系统持有信心。

然而，在一些国家储备血液用于不时之需并非被认为理所当然，而且仍然在利用家庭互助献血者和有偿（职业）献血者，例如为依赖输血的地中海贫血患者的备血。尽管有世界卫生组织和面向患者的非政府组织的努力，但国家采供血机构的概念一直对这些国家的大多数人口并不重要。既然如此，便不能假定血液供应的微生物安全性。

在尚无完全成熟的医疗卫生系统的国家中，经输血传播的感染（即便只在本地范围）可能导致对血液供应安全性信心的丧失，并且也许结果是患者拒绝本可以救命的输血。在医疗卫生系统和交通系统更为发达的国家中，随着全民信心的丧失，经输血传播的感染会很快地扩散。如果当时患者举国一致都开始拒绝输血，而一些献血者的反应则是停止献血，这可能有更大范围的严重后果。

一些采供血机构遇到的一个更深层的问题是献血者相信他们可能会因为献血而被感染。不论是否发生什么传染性疾病威胁，重要并应不断告知和教育献血者的不仅是献血的重要性，而且是献血行为的安全性。

公众信心丧失可能在短期发生，而信心恢复通常是一个需要大量资源（甚或可能耗尽采供血机构现有资源）的漫长过程。因此关键是任何采供血机构要从公众信心的角度考虑作为对任何新发传染病疫情反应的可能后果。虽然对一种潜在威胁明显过度的反应或会招致批评，但这类批评却极不可能导致公共信心有任何的丧失。

7.2 员工教育

所有采供血机构应当具有适当和到位的继续教育计划，用于对所有员工的一般培训和知识更新，以及对任何有需要员工的专门培训。采供血机构员工（尤其是那些已经直接接触献血者的人员）、其他医疗卫生专业人员以及资深的政府官员和企业领导者，首先需要接受有关传染性疾病威胁和为对付任何威胁而正在做的适当改变的教育和培训。与工作人员明确而全面的沟通，是确保向献血者、患者、其他医务人员、患者家属以及最终向整个人口传递明确信息的第一步。

7.3 献血者教育

在发生任何疫情的情况下，都需要开展献血者教育使献血者警觉任何献血者选择程序或血液捐献物筛查的变化。如果献血者充分了解形势、采供血机构为此采取的行动及其采取这些行动的缘由，他们便越可能了解情况，并因此越容易、正确和诚实地或自行延迟献血或回答献血者选择的问题。

献血者知道是否与何时能够恢复献血是问题的关键。一旦从感染中康复，献血者能否恢复献血，要视该传染性病原体和完全康复的时间刻度，以及是否已实行了实验室筛查而定，而一旦确定了该程序的安全性，就应当鼓励献血者恢复献血。

告知小册子是教育献血者的一种有效方法，可以在献血前将它们分发给或是在献血期间提供给献血者。迅速提供最新信息并且格式简单，告知小册子是一种简便有效的方式，而且在必要时能够被很快更新。

同样重要的是提醒献血者：如果他们在随后献血的至少2周内出现任何症状，应当经常联系采供血机构。根据新发疾病威胁的性质和症状出现的时间刻度，这个过程可能被延长。虽然捐献的血液也许已被输注，但如果已经制备血液成分，有些可能尚未被使用并可能被收回。在血液成分已经被输注的情况下，能够通知正在照管该受血者的临床医生，使适当的监控和干预得以实行。

7.4　医疗卫生专业人员和受血者的教育

身处临床环境中的医疗卫生专业人员和血液或血液成分的接受者，都需要接受有关采供血机构对一种传染病疫情发生所做反应的教育。

在许多情况下直接接触患者的医疗卫生专业人员，是唯一正在直接向患者提供信息的人。处于该形势中，任何由医疗卫生专业人员给出的与血液相关的信息都不受采供血机构的控制，并且也许仅仅根据该医疗卫生专业人员的个人理解。因此，如果医疗卫生专业人员被适当地教育与告知有关已发生的所有情况，大多数情况下患者也将会在当时被适当地告知。

如果采供血机构制作一些患者信息小册子，非常简洁明了地列出该威胁、正在采取的行动和潜在的风险，直接告知受血者便可能实现。然而，在那样的时刻此类小册子的突然出现，也许会在一些受血者中引起担忧。因此，对于采供血机构来说更好的做法是将制作患者信息小册子作为普通的常规材料，以便受血者在任何其他传染性威胁之前便充分了解输血的底线背景风险。一般而言，向一个已经被告知的人解释另外新的风险通常更容易。

7.5　适宜的临床用血

一个更重要的问题——其在血液供应受到威胁的状况中成为一个更关键的因素——适宜的临床用血问题。虽然事关常规适宜的临床用血问题，应该被融入整个临床培训和实践中，但在正常血液供应的充足性或安全性可能受到波及的状况下，只有在绝对必要时提供血液和血液成分，才有助于保障血液供应和保护受血者避免与一种潜在传染性的临床制品的不必要接触。需要与高级医疗卫生专业人员做明确的沟通和讨论：承担起输血活动与全部工作之责，既确保他们及他们的员工认清形势，又保证血液和血液成分只用于临床适宜的情况。

（王讯　译）

8 血液安全预警（系统）

● 充分理解与输血相关的风险

所有采供血机构和国家政府应当建立适当的血液安全预警系统以采集和分析与输血相关的任何不良事件。当一种传染性威胁出现时，任何可能经输血传染的案例都应该被鉴定并被适当地调查，以确定是否输血传染已经发生或是否该受血者经其他途径被感染。

一个血液安全预警系统确保对潜在传染事件调查方法的一致，使核对所有这类报告成为可能，并因此使获得对任何传染事件的正确理解成为可能。对于现有经输血传染信息有限的新发传染性病原体而言，血液安全预警数据对于帮助了解血液和血液成分的风险，与采供血机构对疾病疫情作出反应所采取措施的整体有效性非常宝贵。

下载世界卫生组织现有关于开发国家血液预警戒系统指南：http://www.who.int/bloodsafety/haemovigilance/haemovigilance-guide/en/

（王讯 译）

9 疫情消退

● **计划随着疫情和威胁消退该做什么**

最终疫情及其引起的威胁将消退，而视任何结果的持续性而定的准备工作计划，应当包括有计划地降低反应（有可能取消已实行的某些或全部变更）和可控地恢复正常活动。然而，取决于疫情已经消退后的遗留情况，如果传染性病原体经输血被传播，该传染媒介或其他传染途径仍然存在，并且该传染性病原体目前被认为是该国的地方病，无论是否正在出现明显的病例，一些变更也许需要保留。

疫情结束主要取决于该国确诊病数的减少，不是本土感染病例就是输入病例（如果本土感染病例未曾发生）。总的来说，如果3—12个月没有报告新病例，就能认为传染已被成功阻止。如果超过整整12个月没有新病例被确认，那么疫情结束并且该传染性病原体已在该国本地流行的可能性很小。如果已经实行了筛查且无确认病例，继续筛查可能被质疑。然而，如果曾经仅实行过献血者延迟献血，也许有必要适当保留献血者延迟献血的要求，以减轻输入性病例——要么来自疫情尚未结束的国家，要么来自该传染性病原体已存在或已变成地方病的国家——的持续风险。重要的是持续追踪全国和全球疫情形势，以便能保持更新受感染国家的名单，能够确认和延迟任何近期从这些国家返回的献血者献血。

随着疫情消退，需要一项谨慎的反应包括仔细复查已实行的措施并视残余风险情况考虑逐步取消。采供血机构正在采取的和各方沟通的行动仍得继续。在一个国家没有本地感染病例、病例仅存在于从受感染国返回的旅行者中的情况下，那些受感染国家采供血机构的行动和/或原则——完全改变任何行动或取消正在实施的限制——应当被作为从这些国家返回的献血者何时不再需要延迟献血的指针。

重要的是，采供血机构要从任何疫情突发情况中吸取教训和做彻底地复查，并在必要时对现行所有处理这类事件的策略和指南、当时拟定的计划和采取的行动，以及贯穿该疫情发生的最终结果加以更新，以便：

- 确定和更详尽地分析任何缺陷或其他短处，并采取适当的措施确保这些问题不再发生；
- 确定和指出任何特别成功的行动，并在适当的情况下将其或推广为常规方法，或明确视作被认为是任何相似的未来威胁事件中计划部分的行动。

（王讯　译）

10 非血液捐献者和捐献物

● **有些采供血机构也是负责管理非血液捐献者和捐献物的国家机构；同样的指导性原则适用于这些制品**

在很多国家中，因为医疗卫生系统的发展和细胞、组织与器官应用的增加，现有的采供血机构已被认为也许是最适合管理这些捐献物的机构；实际上，在许多国家中，国家采供血机构目前的确已承担了所有这类非血液捐献物的管理、收集、筛查、贮存和供应之责。

作为负责非血液捐献物的机构，采供血机构业务活动范围必须包括开展风险评估；没有承担非血液捐献物之责的采供血机构，则应确保政府认识到对这些其他捐献物的潜在威胁，以便其负责机构被纳入处理该新发威胁的国家计划并且已经开展他们自己的风险评估。

尽管捐献的制品本身非常不同，并且就采集、贮存和使用而言有不同的要求，但捐献者的选择和捐献物的筛查要求通常基于相同的指导原则和通常相同或非常相似的实践。面对新发传染性威胁，虽然在对潜在风险和威胁的分析大体一致时相同，对结果的解释和使用也许大不相同，但围绕血液充足性和安全性的问题同样也适用于非血液捐献物。

■ 非血液捐献物的数量与血液捐献物的数量相比通常很少。

■ 尽管所有的捐献物是宝贵的，血液捐献物的替代相较于组织、细胞或器官捐献评估非血液制品的临床价值物更容易。

■ 非血液制品的临床价值通常以一种不同于血液制品的方式评估并且往往被认为更高。

因此，尽管有关风险评估中包含的血液和非血液捐献物的信息也许相似，但结果可能不同。对相当数量的这种捐献物来说，因为组织、细胞和器官移植患者的临床需求和临床获益更大，可接受的风险水平一般会更高。

（邬旭群　译）

11 世界卫生组织和国家采供血机构的职责

虽然制定和实施涉及新发传染性威胁的国家战略和指南的义务坚决地落在各采供血机构身上，但对特定威胁作出反应需要世界卫生组织有关被纳入国家计划的特定信息和数据的总指南和条款的支持和帮助。

世界卫生组织对成员国负有一项职责：从全球观考虑健康并确保对有关任何新发传染病疫情信息的收集、分析、核实以及分发给成员国。世界卫生组织还必须确保成员国理解该信息的价值，并应鼓励成员国确保将其提供的该信息分发给全国需要知道这一新发传染性威胁的组织和机构。

世界卫生组织还有一项职责：对传染病疫情全球性反应的顶级确认、实施和管理，并向成员国提供关于疫情方方面面的全球性建议、指南和信息，包括如何确认病例、传播模式、防范、为感染的个体提供适当的临床治疗、任何潜在的长期问题以及监控方案。世界卫生组织发出的信息，还应当包括疫情影响血液和其他捐献制品的充足性和安全性的实质内容。

然而，在疫情期间存在许多对资源的矛盾需求，且重要的是采供血机构积极主动地从世界卫生组织（通过其成员国代表或地区顾问以及其他渠道）寻求相关信息、建议和指导。世界卫生组织是公认的此类信息可靠和权威的源头，而在大多数情况下政府更可能接受采供血机构的建议是基于世界卫生组织提供的信息和指导，并因此更可能向采供血机构提供所需资源使之能够对该威胁作出适当反应。

在疾病疫情期间，世界卫生组织在其网站上提供范围广泛的信息，通常是创建一组特定的涉及该传染性病原体和疫情全方位的页面。采供血机构应当定期访问这些页面以确保注意到新的和更新的信息，并在相关时用那个信息更新风险评估和行动计划。

不过采供血机构在获得本国关注的焦点并与之衔接（连同其他国家的信息

来源）方面必须积极主动，从而确保它们被纳入任何有关一种可能以任何方式冲击采供血机构活动和血液供应的传染性威胁全部信息的广泛传播中，并确保血液安全是被纳入国家对任何新发传染性威胁作出反应的关键问题之一。

采供血机构还应通过该国在世界卫生组织的代表、地区顾问以及世界卫生组织的血液安全部门和网站，确保在本地、地区和全球层面保持与世界卫生组织的紧密联系。

（邬旭群　译）

12 传染病疫情的处理清单

以下是处理传染病疫情发生每个阶段建议内容的清单，包括在疫情发生前以及发生期间和发生后要采取的措施。

12.1 做好准备（在任何疫情发生之前）

- 制定一项处理新发传染性威胁的国家战略
- 利用世界卫生组织的指引开发一个基本模板以便在面对任何新发传染性威胁时编制计划
- 定期复查并（在必要时）修订这些文件
- 确保对新发传染性威胁的有效监控
- 确保政府的救灾计划将采供血机构作为风险共担机构纳入该过程中。

12.2 确认特定风险

- 确认传染性病原体
- 获得有关传染性病原体的生物学和病理学信息
- 确定是否该病原体可能经输血传染
- 确定是否该传染性病原体已存在于该国
- 确定是否该传染病介体已存在于该国
- 确定是否存在其他传染途径
- 积极监控发生在全国和全球的病例。

12.3 确定潜在后果

- 是传染病还是血液充足性为关键风险
- 是否容易地确认有风险的献血者
- 是否该传染性病原体有可能蔓延该国

■ 是否该传染性病原体有可能转变成为本国地方病

■ 是否感染者有可能需要额外的输血支持。

12.4 确定可能采取的合理行动

■ 不采取任何行动

■ 延迟献血者献血

■ 选择性筛查

■ 全面筛查

■ 停止在特定地区采血

■ 停止所有采血活动

■ 进口安全的血液和血液成分。

12.5 实行风险评估以决定所要采取的行动

■ 链接所有国家对疫情的反应（包括所有的国家风险评估）

■ 确认所有的风险和潜在结果被涵盖

■ 确认当前的行动

■ 持续监控威胁

■ 确定何时需要再评估。

12.6 计划与实施

■ 拟定一项基于风险评估的行动计划

■ 实施该计划

■ 监控结果并在必要时复查和更新计划。

12.7 沟通

■ 尽快制订沟通计划

- 与各国的沟通计划链接
- 与献血者沟通，提供有助于其自行延迟献血的信息
- 与患者及其亲属沟通
- 与其他医疗卫生专业人员沟通。

12.8 随疫情终止而停止行动

- 为疫情消退做计划
- 确定是否该传染性病原体可能现在被视为本国的地方病
- 确定是否任何所采取的措施能够被撤销
- 确定如何减少所实行的措施
- 确保有效的传染病监控到位
- 复查计划、所采取的行动及结果
- 鉴别将从中吸取的正反两方面的经验教训。

（邬旭群　译）

附件

附件1　获得所需要能够作出反应的信息

为了能够对任何新发传染性威胁作出反应，一个国家必须掌握有关该威胁的信息。这也许是确定对威胁作出反应的最重要的因素之一。必须是准确、最新且相关的信息。

一个国家采供血机构用以警示新发传染性疾病威胁的月度监控细目示例

月份	年	来源	传染性病原体/疾病	国家/地区	状态（供参考）	事件类型	备注
9	2017	欧洲疾病预防与控制中心（ECDC）	基孔肯雅病毒	欧洲	最新：可能需要复查	监控	发生在法国和意大利的两起疫情互不相干，由该病毒（很可能各自源于非洲和亚洲）分别传入所引起，但要强调的是，2017年的环境状况有利于疫情在当地传染。在法国，已经实行了包括传染媒介控制的反应措施。在意大利，这是第一次获知基孔肯雅病毒在该国中部和南部传播。在意大利境内进一步传染的可能性仍为中等，因为在未来几周内具有适合却不太有利于传染媒介活动的条件。可以预期在受感染区域可能会有更多病例。在白纹伊蚊存在和活跃的其他欧洲联盟国家中，该病毒传入并随后发生当地传染的可能性很小

月份	年	来源	传染性病原体/疾病	国家/地区	状态（供参考）	事件类型	备注
9	2017	英格兰公共卫生署（PHE）	基孔肯雅病毒	法国	最新：可能需要复查	监控	截至9月27日，共计11例本地感染病例（9例确认）已被报告。其中9例来自勒卡内德莫尔，2例来自塔拉多（新近报告），均在瓦尔省。这2个群体的流行病学联系已被确认。发病日期在7月28日至8月30日，但另外的6例仍在调查中。控制传染媒介的活动在继续
9	2017	英格兰公共卫生署（PHE）	基孔肯雅病毒	意大利	最新：可能需复查	监控	截至9月26日，已报告了来自安齐奥、拉蒂纳和罗马的183个病例，其中109例被确诊。在对从最初3名患者住所附近收集到的蚊子所作的PCR检测为基孔肯雅病毒阳性。意大利首次报告基孔肯雅病毒疫情是在2007年该国的东北地区，超过200例
9	2017	英格兰公共卫生署（PHE）	疟疾	塞浦路斯	最新：可能需要复查	监控	9月28日，英国报告了从近期到北塞浦路斯凯里尼亚地区旅行的旅游者中发现3例间日疟原虫病例。这是已报告的塞浦路斯北部首次本地感染的疟疾。适合的传染媒介和气候条件使本地传染成为可能。可能还会确认更多的本地病例
9	2017	英格兰公共卫生署（PHE）	疟疾	欧洲	最新：可能需要复查	监控	在4个欧洲联盟国家中已获得了疟疾病例报告：法国、意大利、希腊以及首次出现病例的塞浦路斯。可能还会确认更多的本地病例。存在适合的传染媒介和气候条件使本地传染成为可能。欧洲联盟成员国可以决定是否对从非本地流行国家中受疫情影响地区返回的人员实行预防性血液安全措施

续表

月份	年	来源	传染性病原体/疾病	国家/地区	状态（供参考）	事件类型	备注
9	2017	英格兰公共卫生署（PHE）	疟疾	法国	最新：可能需要复查	监控	9月7日，法国报告了在奥弗涅–罗讷–阿尔卑斯大区发现2例本地感染的恶性疟原虫疟疾。在出现症状前，2人都在奥弗涅–罗讷–阿尔卑斯大区的穆兰镇出席了同一场婚礼。1个感染了自布基纳法索输入疟疾的患者在婚礼前2周待在穆兰。尚无更多的病例报告。昆虫学研究未确认能够传染该病毒的蚊媒。对可能的传染途径的调查正在继续。疟疾在该地区进一步传染的风险极低
9	2017	英格兰公共卫生署（PHE）	疟疾	希腊	最新：可能需要复查	监控	本地传染间日疟原虫（5例）和恶性疟原虫（1例）均发生在7—8月。从2009年起的绝大部分年份在希腊都发现了间日疟疾
9	2017	英格兰公共卫生署（PHE）	疟疾	意大利	最新：可能需要复查	监控	9月5日，意大利报告了1例致命的恶性疟疾病例，1名居住在意大利北部特伦托的无海外旅行史的女孩于8月16—21日因糖尿病在当地住院。在此期间2名恶性疟疾患者与她住在同一病房，但在医疗过程中没有发现可能导致院内传染的违规行为。疟疾在该地区进一步蔓延的风险极低

月份	年	来源	传染性病原体/疾病	国家/地区	状态（供参考）	事件类型	备注
9	2017	英格兰公共卫生署（PHE）	鼠疫	马达加斯加	最新：可能需要复审	监控	该鼠疫疫情已首次蔓延至城市。马达加斯加通常在每年9月至次年4月间报告鼠疫；然而，这次疫情如今正发生在非本地流行地区人口稠密的城市。截至9月30日，10个城市已报告了肺炎性鼠疫病例。3个感染最严重的地区是首都塔那那利佛的市区和郊区（27例，7例死亡），图阿马西纳（18例，5例死亡）以及法拉齐胡（13例，1例死亡）。1名来自塞舌尔参加比赛的篮球运动员在死亡病例中
9	2017	欧洲疾病预防与控制中心（ECDC）	鼠疫	马达加斯加	最新：可能需要复查	监控	存在1种不高但确定的可能性：1名在马达加斯加染上鼠疫的旅行者也许在登上返回欧洲联盟的航班时并无症状，但可能或在飞行期间或在下机后发病，尽管马达加斯加已经采用了出境筛查。在公共卫生预防和控制措施全面实行前，疫情在马达加斯加进一步传播的风险被认为极高。疫情在印度洋地区的传播的风险被认为中等。对于从欧洲联盟返回的旅行者或对于输入欧洲联盟的风险被认为不高。世界卫生组织认为国际间传播鼠疫的风险极低
		《输血》杂志（*Transfusion*）	多种病原体	美国	最新：可能需要复查	快报（Letter）	致杂志编辑的信提示：对于已经接触过活病毒或细菌治疗的潜在献血者延迟献血的合理时限也许不确定，除非获得更多的数据

月份	年	来源	传染性病原体/疾病	国家/地区	状态（供参考）	事件类型	备注
9	2017	《流行病学和感染》杂志（*Epi and Infect*）	虫媒病毒	加拿大	最新：仅为信息	研究（Article）	加拿大魁北克新发虫媒病毒：应用血清学方法在人类、马和宠物狗中做公共卫生风险评估。过往加利福尼亚血清群病毒（CSGV）的区域血清阳性率高并且普遍高于西尼罗河病毒，提示医生应将血清群病毒和西尼罗河病毒纳入对急性人脑炎的鉴别诊断中，即使血清群病毒感染时显现临床症状的风险看起来不高
9	2017	《国际疾病分类》（CID）	细菌	澳大利亚	最新：仅为信息	病例报告	出现在实体器官移植患者中的来自供者的人支原体和表面聚集性人支原体病例。患者1的供者是1名生前健康的年轻成年女性（心脏骤停引发生缺氧性脑损伤而亡故），提前对捐献物的培养产生了甲氧西林敏感的金黄色葡萄球菌，但随后病例1确诊，该标本被检索并通过特定培养方法和分子技术确认为人支原体。最初推测是院内传染，但发现患者2和患者3的菌株与患者1的种类不同且彼此也不相同

（宁理　译）

附件2   献血者人口暴露在一种可能冲击血液充足性或安全性的传染性病原体
中的概率评估

以下例子显示了一个使采供血机构，能够对一种有可能冲击其业务活动的传染性病原体做初步评估的简明框架。其有效性取决于可获得的数据和这些数据的可靠性。然而，随着更多数据的有效利用，该评估也应该能够被复查。

传染性病原体（名）：

评估日期：

评估者姓名：

问题	结果 （是/否/未知）	证据的质量 （优秀/良好/差）[a]
这是一种已知的人类感染吗？		
这是一种人畜共患病或存在人畜共患病的可能吗？		
献血者人口易感吗？		
该传染性病原体是（某国）本地的，或者，对于人畜共患病或媒介传染病而言，（某国）存在动物宿主或传染病媒介吗？		
存在献血者可能被暴露的途径吗？		
被暴露的献血者会献血吗？		
血液充足性风险超过了输血传染风险吗？		
为确认这类献血者或去除或灭活该传染性病原体，现行的献血者选择或处理措施到位吗？		

a：如果当时的证据质量差，则必须在完成评估前寻求其他证据

（宁理　译）

确定所需行动的流程图

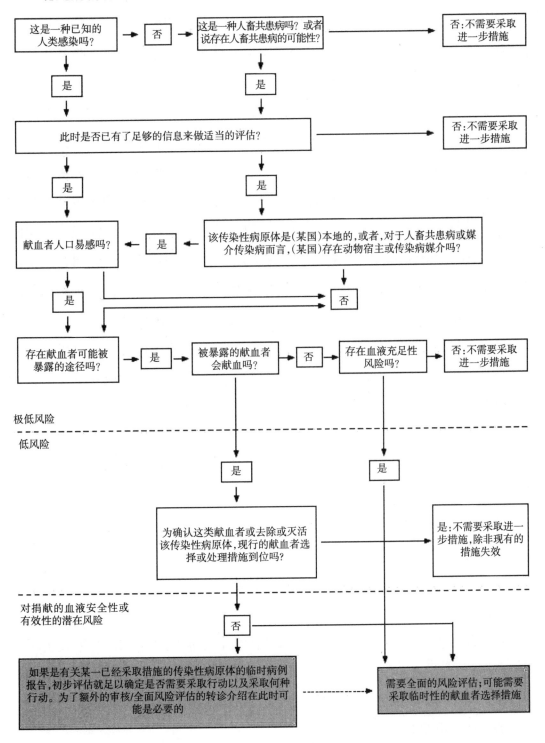

附件3　新发传染性病原体引发对血液充足性或安全性威胁的风险评估

风险评估是考虑灾害——可能引起损害和风险的情况——一个特定不良事件将在一个特定时间发生或成为一个特定情况结果的概率。因此风险是一个正在被认识的灾害的可能性与后果的结合。

为了能够开展适当且有效的风险评估，需要一组基本信息。在一个新发传染性病原体及其可能对采供血机构造成冲击的背景下，需要获得有关该传染性病原体、传播或潜在的传播，以及可能引起损害的特定信息并加以分析。获得按以下种类确认的信息，便能够评估一个或单独影响血液供应的充足性与安全性之一，或同时影响二者的新发传染性病原体的风险。这些类别涵盖了广泛的因素，其中一些因素可能与某些采供血机构只具有限的相关性。然而，只要这个采供血机构能够提供以下种各类中每项与特定情况及与该采供血机构相关的数据，便能够利用本附件A3.6中的网格图开展有效的风险评估。

已经绘制的这些网格图旨在观察一种新发传染性病原体对采供血机构（血液充足性和安全性）的两个单独的潜在影响，并在血液充足性或安全性的整体风险升高时，确定能够或应当采取的可能行动。虽然对风险的分类基本是主观的，但可以预期一经确定风险等级，列在每个网格图下的各个风险等级所对应的行动将有助于采供血机构确定和采取适当的反应。虽然两个网格图之间存在重叠处，有不少相似的行动且一个网格图的某些行动结果影响着另一个网格图，因为一次疫情可能威胁血液充足性而没有明显的安全性风险（反之亦然），对这两个关键问题的风险必须分别评估。

A3.1　关于病原体的流行病学、致病性和输血传染性信息

传染性病原体

新发现或新发生的（已存在于人口或献血者中但发病率和流行率发生了变化）。

- ■　传染性病原体的特征
- ■　传染性病原体生物学

- 潜在的筛查靶点
- 传播与自然史
- 媒介与宿主
- 输血传染的可能性。

传染性病原体的致病性

- 已知的病理学
- 无症状感染与有症状感染的可能比率
- 疾病进展
- 病原体的免疫反应
- 现有的治疗
- 在非人类宿主中的相关案例
- 输血传染途径对疾病结局的影响。

献血者中的感染

- 人类病例数
- 在整个人口和献血者人群中的发生率和流行率
- 任何相关本地、全国性或地区性的研究
- 献血者中有明确的风险因素存在
- 任何可能导致献血者延迟献血的明确体征或症状的出现
- 无症状感染的血液捐献物现状
- 因任何可能的季节性改变而感染的频率
- 感染期持续时间
- 献血者中感染持续或复发的频率。

确定的风险群体

- 受血者中任何已知的易感因素
- 任何可能更容易受感染的特定受血者群体
- 确定特别具有发病风险的受血者

- 易感受血者群体的频率
- 确定对传染特别易感或具有抵抗力的受血者方法的有效（用于既往暴露或免疫的检测试验）。

输血传染性

- 区分在特定血液成分中的传染性病原体
- 经输血传染的倾向
- 血液中传染性病原体可能的水平
- 有关病原体水平与可传染性关系的信息
- 血液成分的处理和贮存状况对传染性的影响
- 可能存在的特异性抗体降低输血传染的可能性
- 已报告的经输血传染的病例
- 在已感染个体中发生再次感染；对现有疾病发生的影响
- 输入的病原体二次波及与已感染的受血者有接触者的可能性。

A3.2　存在预防、灭活或去除传染性病原体的手段

献血者排除

- 存在可被用来鉴别和延迟有风险的献血者献血的确定旅行
- 存在可被用来鉴别和延迟有风险的献血者献血的确定行为或其他因素
- 存在可被用来鉴别和延迟已感染的献血者献血的确定症状。

血液捐献物排除

- 存在可被用来确认已感染的献血者血液捐献物的血清学或分子筛查试验
- 任何附加筛查试验与现行实际做法的相容性
- 任何血液捐献物筛查可能的有效性；试验的灵敏度和特异性
- 拥有在筛查阳性的血液捐献物中进一步确认感染的方法
- 筛查对在降低或去除经输血传染和疾病发生的总的可能有效性。

血液成分或制品处理过程中的传染性病原体灭活

- 有关传染性病原体在已捐献血液中所有的稳定信息

- 细胞嗜性的可用信息

- 物理去除方法的有益信息（例如减少白细胞）

- 传染性病原体对灭活程序敏感性的有益信息

- 存在常用的血液制品灭活或去除程序对去除已分离的血液制品中传染性的有效证据

- 引入任何改良的灭活程序对生产过程的影响

- 引入任何改良的灭活程序对血液制品质量和有效性的影响。

A3.3　血液供应受到的冲击和预防传染的方法

血液采集和献血者

- 额外的献血者选择要求对血液采集过程的可能冲击

- 献血者在任何疫情发生期间的献血意愿

- 有关已感染的献血者预后和治疗选择信息的质量

- 是否或随着疫情蔓延与员工生病带来人力资源的问题。

对公众血液安全认知的冲击

- 与一种"新的"和潜在传播的传染性病原体确认相关的负面宣传

- 与采用新的筛查手段相关的对输血安全性认知可能发生的正向和反向的改变

- 在任何特定受血者群体中感染的潜在严重后果。

血液和血液成分供应

- 在该传染性病原体试验中血液捐献物的反应性频率

- 血液捐献物通过附加筛查浪费的比例。

A3.4　献血者和血液捐献物筛查的有效性

传染频率

- 任何经输血传播传染性病原体的证据

- 任何有关输血后疾病发生频率的信息

- 任何为确认有风险的献血者选择程序失效的证据

> ■ 任何为确认已感染的献血者捐献血液的筛查方法失效的证据。

A3.5 对受血者的冲击

受血者评估

> ■ 对易感受血者采用追加的血液捐献物筛查的范围（例如抗巨细胞病毒
> 筛查）
>
> ■ 采用评估受血者易感性的方法（例如对既往感染或免疫力的抗体检测）
>
> ■ 免疫接种对多次输血个体的有效性和可用性。

受血者治疗

> ■ 已确认的输血相关感染的预防或治疗范围。

受血者监控

> ■ 加强对受血者的监控使早期能够检测任何可能已通过输血传播的感染。

A3.6 风险的评估和评分

网格图1.献血者风险

后果	传染性病原体进入一般或献血者人口的风险				
	罕见	不大可能	可能	很可能	几乎无疑
献血者减少和捐献血液减少的可能性极小	低	低	低	中	中
一些献血者可能减少但对所采集的血液捐献物总体的影响甚微	低	低	中	中	高
一些献血者的减少伴随一些血液捐献的减少，需要增加采血活动	低	中	中	高	高
献血者和血液捐献物减少的数量不断增加，需要血液和血液成分的供应仅限用于重症和急症	中	中	高	高	最高
献血者和血液捐献物数量明显减少，导致无力供应充足的血液和血液成分来满足临床需求	中	高	高	最高	最高

行动

低风险：监控形势；适当地实行额外的献血者选择措施；复查现有的应急

计划（如果尚未存在，立刻制定行动计划）以便一旦在形势升级时保障血液的充足性。计划应当包含尽可能多的选项并包含实行特定的血液捐献物筛查（如果有效）以及与临床使用者、各国卫生部和政府的早期沟通。

中风险：增加采血活动；采取初步到位的措施，增加公众对血液需求的认知与增加献血者招募活动；考虑特定的血液捐献物筛查——如果特定的筛查试验无效，评估其他可能的筛查靶点作为传染性病原体在献血者或血液捐献物中存在的间接证据；考虑和评估其他可能降低风险的实验室选项；向卫生部和医院就潜在的问题与合理的临床用血需求发出警示，并准备一旦形势进一步升级时按轻重缓急用血。

高风险：使采血活动最大化；实行特定的血液筛查或筛查其他靶点（如果特定的筛查无效）；实行被认为将降低风险的任何其他的实验室选项；为了急症或重症病例的用血，适当加入评估和限制血液使用的措施；继续增加献血者招募活动；实行特定的血液捐献物筛查；研究病原体灭活的选项；研究获得外部来源的血液或血液成分的可能性。

最高风险：将血液仅限用于最重和最急的病例；继续开展献血者招募活动；继续实验室筛查或实行其他实验室干预措施以降低风险；实行任何有效的病原体灭活措施；如果可以得到，从外部来源获得血液或血液成分。

网格图2.受血者风险

后果	传染性病原体进入血液供应的风险				
	罕见	不大可能	可能	很可能	几乎无疑
传染的可能性不高	低	低	低	中	中
可能发生传染，但在大多数病例中没有临床后果的关联	低	低	中	中	高
在大多数病例中传染的临床后果甚微且无长期后遗症	低	中	中	高	高
传染会导致病症并且有造成死亡或残疾的可能	中	中	高	高	最高
传染伴有明显的发病率与死亡或残疾的高风险	中	高	高	最高	最高

行动

低风险：监控形势；确保临床使用者意识到需要确认任何输血后潜在的感染病例；复核现有的应急计划（如果尚未存在，立刻制订行动计划）以便实行特定的献血者选择或选择性或全面性的血液捐献物筛查活动（如果有效）。计划应当包含尽可能多的选项并包含与临床使用者、各国卫生部和政府的早期沟通。

中风险：实行特定的献血者延迟献血；评估实行特定的选择性筛查（如果有效）；考虑使用病原体灭活。

高风险：实行特定的捐献血液捐献物筛查——如果特定的筛查试验无效，则评估其他可能的标志物或筛查靶点作为传染性病原体在献血者或血液捐献物中存在的间接证据；考虑和评估其他可能降低风险的实验室选项；评估使用病原体灭活或其他血液成分处理和治疗方法学。

最高风险：实行病原体灭活或其他可用于去除或灭活血液或血液成分中存在的任何传染性病原体的方法。

A3.7 复查

在任何疫情发生的整个过程必须定期复查所生成的全部风险的评估。必须设定一个复查风险评估的时间框架（在疫情期间应当频繁开展），因为关于传染性病原体的有用信息和疫情的基本情况可能迅速改变，其他信息或许提示一种重大的冲击性风险引起对所需行动复核的可能性。

当一个疫情消退与该威胁减小时，风险评估复核应当反映这种情况，以便以适当可控的方式酌情减少所实行的措施。

（宁理　译）

附件4　聚焦于血液安全性的风险评估工具

在可以获得风险评估工具时，评估水平在很大程度上取决于传染性病原体的本质与特定国家的情况或可能的情况。如果一个国家可能只是因为献血者在受感染地区旅行和访问而受到影响，那么能够采取较为简单的适当反应即可，而无须做深入的风险评估。然而，无论所采用的工具或其他方法多么好，在任何情况下，输入数据的质量是获得一个准确而可靠结果的关键。总之，风险评估越复杂，需要的数据就越多且越依赖数据的准确性。

欧洲预先风险评估工具（EUFRTA）

http://eufrattool.ecdc.europa.eu/

欧洲预先风险评估工具是为研究者和政策制定者所研发，旨在量化经输血传播的新发传染病风险。该工具估计经输血感染的受血者数量或是在本地发生传染病疫情期间，或是由于献血者访问疫情发生地区。

血液运营者联盟

https://allianceof blood operators.org/abo-resources/risk-based-decision-making/rb-dm-framework.aspx

这一基于风险的决策制定框架提供了一个结构性和系统化的程序，既要考虑到与血液安全决策的所有相关因素，又要确保将有限的资源配置给最重大的血液安全风险。该框架的研发有助于采供血机构的运营者实现两个主要目标。第一个目标：通过使按比例分配有限的资源以减小最严重的风险成为可能来实现血液供应安全的最优化，因为不可能消除所有的风险。第二个目标：分析和说明一系列在血液风险管理中影响决策制定的质量因素。该框架着眼于社会（使得超越风险的定量计算结合社会、经济和伦理方面的考虑成为可能），并由此能够改变对风险的承受力。

（宁理　译）

附件5　新发传染性威胁及其后的行动示例

以下是一个新发传染性威胁与可采取及已采取行动的示例，基于2015年发生在中美洲和南美洲及加勒比地区的寨卡病毒疫情。

2015年初期，巴西开始出现一种明显的病毒感染的病例报告，当时尚未确认是何种病毒。到了2015年中期寨卡病毒被确认，经过当年余下时间正好在进入2016年，整个中美洲和南美洲报告的病例数越来越多。快速增长的病例数和受感染的国家数量，以及与寨卡病毒相关的小头畸形和其他神经系统疾病的出现，导致世界卫生组织将该形势认定为国际关注的突发公共卫生事件。

寨卡病毒是一种由节肢动物传播的黄病毒，其也可能通过输注一名已感染的献血者的血液被传染，尽管文献中鲜有报道与来源明确的病例。然而，遍及该地区许多国家不断增长的寨卡病毒感染病例数和所发生的与受感染母亲生出的婴儿中畸形出现的可能联系，的确构成了血液安全风险。因为经输血将寨卡病毒传染给一名受血孕妇的潜在灾难性后果，所以在许多尚未感染的国家中的采供血机构开始采取措施旨在将该病毒进入其血液供应的风险降到最低。

面对一种新发的疾病疫情时，采供血机构有限的选项：

■　不采取任何行动

■　延迟有风险的献血者献血

■　筛查来自有风险献血者的血液捐献物

■　筛查所有的血液捐献物

■　病原体灭活。

对寨卡病毒疫情可能作出的反应

1.受感染或本地流行的国家

不采取任何行动。鉴于病例数不断增加，即便暂时可供采供血机构的选项非常有限，从理论上说"不采取任何行动"并非一个可选项。

延迟有风险的献血者献血。鉴于该病毒在一般人口中的传播与在许多被感染个体中的无症状感染，怎样才能确认一名"有风险的献血者"呢？只有带症状或被诊断为已感染的献血者——或在确认性接触也是一个传染途径（其性伴侣为已感染者）后——方能被确认和被延迟献血。除了延迟带症状的献血者献血外，已答应献血的献血者需要被告知如果他们在献血2周内（有些采供血机构或许选择将这一时限增加至4周）内显现症状，应联系采供血机构。

筛查来自有风险献血者的血液捐献物。直到疫情的后期都没有一种对寨卡病毒适合与有效的筛查试验，使这个选项不可能实行。不管怎样，如果有可利用的资源，在那些现在确定有寨卡病毒疾病和感染率保持高位的国家，这可能是一个可行的选项。

病原体灭活。这个选项可能对血浆和血小板成分有效，但该技术尚未被充分证明对红细胞和全血成分有效。鉴于可能被寨卡病毒感染的血液捐献物的潜在数量，因此该程序不会确保灭活和去除红细胞和全血成分中的寨卡病毒并会有高风险。

2.无感染和无本地流行的国家

不采取任何行动。如果献血者不曾暴露于寨卡病毒中，不采取任何行动是适当的。但在有些国家中献血者旅行值得注意，如果其行程包括受感染的国家，那么将需要采取行动。

延迟有风险的献血者献血。只有近期已从受感染地区返回的献血者会有风险。从这些献血者的旅行史中很容易确认他们。受感染国家的名单将需要保持更新。确定性传染为另外一种感染途径能够通过延迟寨卡病毒感染者性伴侣的献血得以处理。需要确定适当的献血延迟期，一个延迟期适于已从受感染地区返回和无症状的旅行者，还有一个则适于已返回或已有适合的症状（但没有诊断）或已被诊断为寨卡病毒感染的旅行者。

筛查来自有风险献血者的血液捐献物。直到疫情的后期都没有一种对寨卡病毒适合与有效的筛查试验，使这个选项不可能实行。如果有风险的献血者数量相对保持在低位，对于大多数无感染的国家而言，这也许无从证明是一个必要或可行的选项。

病原体灭活。这个选项对血浆和血小板成分可能有效，但不会是一个相称的反应，因为有风险的献血者可能被确认和被延迟献血。

（宁理　译）

附件6 需要来自世界卫生组织的行动

与多个采供血机构人士的初步非正式协商已确定若干有关采供血机构期待世界卫生组织支持其具有对新发传染性威胁作出反应能力的共同议题。这些期望主要涉及提供有关传染性病原体、其传播和相关的病理学。

世界卫生组织应在特定领域中积极主动并提供支持和信息：

■ 确保当一种传染性威胁出现时保障血液和其他捐献的血制品的充足性和安全性是世界卫生组织确定并纳入其信息表的关键问题之一；

■ 确保维护血液和其他捐献的血制品充足和安全的重要性始终为世界卫生组织（从其地区办事处到驻在国的代表）所宣传；

■ 支持采供血机构和（独立的）那些负责细胞、组织和器官供应的机构与该国卫生部合作，以便获得对威胁作出反应所需要的资源；

■ 确保现有的世界卫生组织全球疫情监控与报告系统向各个国家的协调中心确定把国家采供血机构和（适当的）那些负责细胞、组织和器官供应的机构（若适用）纳入其信息传播渠道的重要性；

■ 向采供血机构提供有关对付该威胁的特定建议和忠告；

■ 整理与提供有关各国采供血机构如何对该威胁作出反应的信息。

（宁理 译）